Adlin Alvelo Chacón
Yadira Hernández Sosa
Addinay Trujillo Rodríguez

Lesiones en la mucosa bucal

Adlin Alvelo Chacón
Yadira Hernández Sosa
Addinay Trujillo Rodríguez

Lesiones en la mucosa bucal

Estudio en Adultos Mayores con prótesis removible

Editorial Académica Española

Imprint

Any brand names and product names mentioned in this book are subject to trademark, brand or patent protection and are trademarks or registered trademarks of their respective holders. The use of brand names, product names, common names, trade names, product descriptions etc. even without a particular marking in this work is in no way to be construed to mean that such names may be regarded as unrestricted in respect of trademark and brand protection legislation and could thus be used by anyone.

Cover image: www.ingimage.com

Publisher:
Editorial Académica Española
is a trademark of
Dodo Books Indian Ocean Ltd. and OmniScriptum S.R.L publishing group

120 High Road, East Finchley, London, N2 9ED, United Kingdom
Str. Armeneasca 28/1, office 1, Chisinau MD-2012, Republic of Moldova, Europe
Printed at: see last page
ISBN: 978-613-9-46593-4

RESUMEN

Introducción. El envejecimiento es un fenómeno universal que involucra cambios en el organismo incluyendo la cavidad bucal del adulto mayor. **Objetivo:** Caracterizar a los Adultos Mayores con lesiones en la mucosa bucal asociadas al uso de prótesis removible **Diseño metodológico:** Se realizó un estudio observacional, descriptivo de corte transversal en adultos mayores. Variables: edad, sexo, lesiones de la mucosa bucal, hábito de fumar, tipo de prótesis, material de confección, tiempo de uso, frecuencia de uso, higiene de la prótesis, estado de la prótesis. La población de estudio fueron los adultos mayores que acudieron al área de salud, 1392 y la muestra seleccionada por muestreo no probabilístico intencional por criterios fue de 60 adultos mayores. **Resultados:** Predominó la edad de 60 a 69 años, sexo femenino, la estomatitis subprótesis, el hábito de fumar, prótesis totales, material acrílico, uso de 6 a 11 años, frecuencia de uso continuo, mala higiene y mal estado protésico. **Conclusiones:** Predominaron los adultos mayores entre 60 y 69 años del sexo femenino. Las lesiones más frecuentes fueron la estomatitis subprótesis y el épulis fisurado. Los principales factores de riesgo fueron el hábito de fumar, las prótesis totales superiores de acrílico, tiempo de uso de 6 a 11 años, frecuencia de uso continuo, higiene inadecuada y mal estado del aparato. Se encontró mayor relación con el tipo de prótesis, material de confección y el estado de la prótesis.

ÍNDICE DE PAGINADO

INTRODUCCIÓN

El envejecimiento es un fenómeno universal, dinámico, irreversible, inevitable y progresivo, que involucra cambios morfológicos, funcionales y bioquímicos en el organismo. A pesar de la gradual alteración manifiesta se debe considerar la vejez como una etapa especial de la vida.[1] [2]

La definición de envejecimiento, desde el punto de vista demográfico, está relacionada con el aumento en la proporción de personas de edad avanzada con relación al resto de la población. El fenómeno también se asocia, no solo al aumento de la proporción de ancianos, sino a una disminución de la proporción de niños y jóvenes entre 0 y 14 años, que incide en la economía, la familia, los servicios, el reemplazo del capital humano, la seguridad social y en los elevados costos de la atención médico/epidemiológica.[3]

Según datos de la Organización Panamericana de la Salud (OPS), la población mundial envejece el 1,7% anualmente y se espera que para el año 2025 existan aproximadamente 1100000000 de personas mayores de 60 años en el mundo; de este total, según el Centro Latinoamericano de demografía, 82000000 estarán en América Latina.

El envejecimiento latinoamericano y caribeño ha sido muy rápido y lo será aún más. Existen países en diferentes etapas de transición demográfica; algunos como Bolivia, Guatemala o Haití poseen un envejecimiento poblacional incipiente; otros como Uruguay, Argentina, Barbados y Cuba, presentan un envejecimiento avanzado.

Cuba es uno de los países más envejecidos de América Latina; con una esperanza de vida de 78,9 años para los hombres y 80 para las mujeres. Para el 2050 se espera que los cubanos disfruten de los promedios de edad más añejos del planeta con las implicaciones económicas y sociales que esta condición ocasiona.

A nivel territorial se presentan 8 provincias con valores de relación de dependencia demográfica por encima de la media nacional (613), entre las que se destaca Villa Clara como la provincia con mayor cantidad de personas potencialmente inactivas por cada mil personas de 15 a 59 años (654). Contrariamente, el territorio con menor valor en este indicador se encuentra Artemisa con 574.[3]

La pérdida dentaria es una de las características fundamentales del envejecimiento; los ancianos la aceptan como algo inevitable, por lo que el desdentamiento es un problema de salud en el adulto mayor. Se plantea que la pérdida de piezas dentales no es propia de la edad, sino una muestra de mal estado de salud bucal del paciente a través de un proceso multifactorial que incluye factores biológicos, psicológicos, ambientales y relacionados con el paciente por diferentes causas como: caries dental, periodontopatías, higiene bucal deficiente, trauma y tratamientos deficientes.

Las prótesis dentales removibles son una alternativa de tratamiento para sustituir la ausencia de piezas dentarias, pero también pueden causar daños a los tejidos de soporte, por los diferentes factores que se consideran de riesgo como el avance de la edad, el uso del aparato protésico por 10 o más años, la deficiente higiene bucal y de las prótesis, alergias, problemas inmunológicos, mala calidad del material protésico, entre otros [1]

Un aparato protésico removible es un elemento artificial que tiene como función principal restaurar la anatomía de una o varias piezas dentales, así como también va a servir para reponer funciones de la cavidad oral tales como la fonética y masticación. La rehabilitación de una persona que utiliza prótesis dental removible se deriva en un proceso adaptativo que implica una variedad de cambios tisulares locales y sistémicos, de lo que dependerá el éxito del tratamiento protésico. Los aparatos protésicos mal elaborados o los conservados en mal estado y que hayan perdido sus cualidades por el uso continuo han contribuido al desarrollo de lesiones orales. [11]

Las lesiones bucales por prótesis dental son un problema que aqueja a gran parte de los adultos mayores a nivel mundial y presentan varios factores de riesgo que afectan la mucosa oral. Estos factores de riesgo generan la aparición de lesiones en la mucosa oral que puede estar dado por el uso prolongado de la prótesis dental y su deficiente preservación, el cual origina que las lesiones bucales se desarrollen fácilmente, pero hay pacientes que no renuevan su prótesis teniendo algún tipo de reparación produciendo incomodidad, dolor e inestabilidad que puede generar un íntimo contacto con la mucosa bucal y favorecer la aparición de estas lesiones. Así mismo, estas apariciones también pueden ser causadas por circunstancias de carácter traumático, deficiente higiene oral, mala confección de la prótesis y reducción del flujo salival; teniendo en cuenta estos factores de riesgo, los profesionales de la odontología deberían de tener un conocimiento adecuado sobre la salud bucal de los adultos mayores que usan prótesis dentales porque estos pacientes siempre están sometidos a diferentes tratamientos en su salud bucal.[12]

La presencia de lesiones de la mucosa bucal afecta el estado de salud general de las personas. Esto se debe a que son patologías acumulativas o progresivas que propician trastornos fisiológicos muy complejos que pueden llegar a afectar el estilo de comer, la forma de comunicarse, el aspecto, en ocasiones, producen dolor y molestias. El área más frecuente para el desarrollo de las lesiones es la zona que mantiene el contacto constante con la parte interna de la prótesis. [13]

Las lesiones bucales tienen una mayor incidencia en la población adulta de edad avanzada y esto se relaciona con los cambios degenerativos fisiológicos, que se producen por el envejecimiento y con la existencia de una mayor pérdida dentaria lo que se traduce en una mayor necesidad de utilizar prótesis estomatológicas para mantener las funciones masticatoria y estética. [1]

Las lesiones en la mucosa bucal son más frecuentes en ancianos con prótesis dentales antiguas o defectuosas y dentro de estas, las alteraciones crónicas de las mucosas, brindan una excepcional puerta de entrada a la actuación de carcinógenos conocidos, como los contenidos en el tabaco, el alcohol y otros aún desconocidos. [1]

Para poder reducir la prevalencia de las enfermedades bucales del anciano, se hace necesario dotarlo de los conocimientos precisos para conservar la salud y prevenir las enfermedades, partiendo de un diagnóstico educativo para identificar las necesidades de aprendizaje y realizar intervenciones que puedan elevar los conocimientos y lograr posteriormente un cambio de actitudes. La salud bucal es condición indispensable del ser humano, fuente importante de calidad de vida; lograrla solo es posible con la apropiación y asimilación de conocimientos que hacen al individuo responsable del cuidado de la suya propia.[1]

Los adultos mayores frecuentemente presentan mal estado de sus prótesis dentales y las consecuencias que esto provoca en el   sistema masticatorio, tal vez por la falta de conocimiento o comunicación, desconocen y viven acrecentando cada vez más el problema. La situación real sobre el uso de prótesis dental, las lesiones en la mucosa bucal provocadas por estas y la presencia de factores de riesgo que condicionan la aparición o agravamiento de las mismas, no están visiblemente descritas y cuantificadas, como tampoco la relación entre ellos, aún cuando son evidencias actuales que no pasan desapercibidas durante el ejercicio de la práctica asistencial.

Debido al incremento de lesiones de la mucosa bucal provocadas por prótesis removible de los adultos mayores del Policlínico de Manacas, nos proponemos realizar esta investigación para dar respuesta al siguiente problema científico:

¿Qué caracteriza a los Adultos Mayores con lesiones en la mucosa bucal asociadas al uso de prótesis removible en el policlínico Manacas del municipio Santo Domingo, provincia Villa Clara?

OBJETIVOS

<u>Objetivo general:</u>

Caracterizar a los Adultos Mayores con lesiones en la mucosa bucal asociadas al uso de prótesis removible del área de salud Manacas de enero 2023 a marzo 2024

<u>Objetivos específicos:</u>

1. Distribuir la muestra según edad y sexo
2. Identificar las lesiones asociadas al uso de prótesis removible en los adultos mayores que asisten a consulta de estomatología.
3. Determinar factores de riesgo asociados a lesiones de la mucosa bucal en los adultos mayores portadores de prótesis
4. Relacionar los factores de riesgo con las lesiones que afectan la mucosa bucal.

MARCO TEÓRICO
Aspectos generales sobre el envejecimiento:

El envejecimiento es una de las pocas características que nos unifica y define a todos los seres humanos. Es considerado un fenómeno universal, un proceso dinámico, irreversible, inevitable y progresivo, que involucra un cierto número de cambios fisiológicos, en su mayoría simplemente una declinación en la función del organismo como un todo. De todas las etapas evolutivas, la vejez es la que más limitaciones provoca en los seres humanos, pues en ella comienzan a perderse diferentes capacidades, tanto intelectuales como físicas, las cuales comienzan a acentuarse a partir de los 60 años. [15]

En el envejecimiento se generan una serie de cambios en el estado social, en la percepción sensorial y en las funciones cognitivas y motoras de los individuos. A nivel de salud bucal también se presentan cambios sobre los tejidos orales y funciones, y cambios secundarios a factores extrínsecos, incrementándose la pérdida de dientes debido a la enfermedad periodontal, caries y lesiones de la mucosa oral.[15]

Cambios en la cavidad bucal del adulto mayor:

La mayoría de los cambios en la cavidad bucal que ocurren en la medida que la persona envejece son pequeños y menos obvios, siendo difícil distinguir los verdaderos cambios fisiológicos normales de los procesos subclínicos de enfermedad.[15]

-Labios: La pérdida de piezas dentales, así como de elasticidad muscular ocasiona que el músculo orbicular de los labios se quede sin soporte y por consecuencia tenga una apariencia de flacidez (hipotonicidad muscular). Esto ocasiona que la piel de los labios se arrugue hacia adentro. De esta manera, la barbilla se ve pronunciada, conociéndose esto como pseudoprognatismo.[16]

-Dientes:El adulto mayor sufre un desgaste natural, como resultado de la masticación sin ocasionar molestia. Los cambios dentales más comunes asociados a la edad incluyen: atrición oclusal, recesión, fibrosis pulpar y disminución en la celularidad. [17,18]

-Esmalte:El esmalte se vuelve opaco, lo que ocasiona que los órganos dentales se vean de color mate, sin brillo y más oscuros. 3Con la edad avanzada, el esmalte tiende a volverse más frágil y susceptible a fisurarse, agrietarse y por lo tanto a fracturarse. Se han descrito un oscurecimiento y pigmentación que pueden originarse por la absorción de material orgánico. [17,18]

-Dentina:Hay un cambio de coloración debido al propio proceso de envejecimiento y se produce un cambio muy notorio producido por la sustitución de la dentina original por la denominada "dentina de reparación", lo que ocasiona que los dientes adopten un tono amarillo. Estos cambios generan que las piezas dentarias se vuelven más frágiles por aumento de la mineralización dentinaria. [17]

-Cambios provocados por la pérdida de dientes :La pérdida de los dientes desequilibra la distribución de las fuerzas de compresión a lo largo de los tejidos de soporte, provocando trastornos en los dientes restantes, ya que el músculo masetero llega a comprimir los alimentos con una fuerza de 200 Kg/cm2 .El exceso y desequilibrio de las fuerzas oclusales también provoca que el cemento radicular aumente de volumen en la zona apical del diente originando diversos grados de hipercementosis. Al perder los dientes el soporte, la musculatura facial se pierde, lo cual condiciona el aspecto típico al rostro del anciano. [15]

-Periodonto: En el aspecto gingival, la encía es de color rosa pálido debido a la disminución de irrigación sanguínea por la obturación de los capilares submucosos. Se produce una recesión del tejido dejando descubierta parte de la raíz dental. En el tejido periodontal existe una disminución de la sensibilidad de sus fibras que en ocasiones no permite evidenciar el dolor, que sumado a la disminución de la destreza manual o psicomotora, genera la presencia y acumulación de placa dentobacteriana que conlleva a serios problemas periodontales y caries dental cervical. Como consecuencia de los problemas en los tejidos duros y periodontales se evidencian serios cuadros de edentulismo, viéndose afectada no sólo la función masticatoria, sino también la fonación, autoestima y estética. [15]

-Mucosa:La mucosa bucal se vuelve más fina, lisa y su aspecto es edematoso, presenta pérdida de elasticidad y de punteado, por lo que se vuelve más propensa a las lesiones, esto se debe básicamente a cambios en el epitelio y tejido conectivo.[15]

-Lengua:Con respecto a los cambios que se observan en la lengua, se presenta una atrofia del epitelio superficial, sobre todo a nivel del dorso, presenta un aspecto liso con pérdida de papilas filiformes, problemas con el sentido del gusto debido a una disminución en el número y densidad de las terminaciones nerviosas sensitivas y una disminución de los corpúsculos gustativos.[1]En ocasiones se puede ver un aumento de varices en la superficie ventral y tener una apariencia lisa y dolorosa.[16]

-Glándulas salivales: Con el envejecimiento se produce una atrofia del tejido acinar y una proliferación de productos ductales, es por ello que las glándulas salivales mayores y menores atraviesan por un proceso de cambios degenerativos conforme el cuerpo envejece.[16]

-Saliva: Durante el envejecimiento la producción de saliva no se ve comprometida. Se piensa que esto se debe a la capacidad de reserva funcional de las glándulas, sin embargo, en ocasiones, puede verse afectada su calidad y cantidad, se asocia al consumo de medicamentos o tratamientos con quimioterapia citotóxica, radiaciones entre otros factores.[16]

-Hueso alveolar: El envejecimiento está asociado a una reducción progresiva del volumen óseo, manifestación de osteoporosis, que se presenta con mayor frecuencia en pacientes edéntulos proceso alveolar y hueso basal. Lo anterior aumenta debido la falta de uso de dentaduras que disminuye la dimensión vertical y posturas anormales de la mandíbula, hacia arriba y adelante. La pérdida de hueso alveolar es más extensa y ocurre con mayor rapidez en la mandíbula que en el maxilar. [17,18]

-Musculatura: El envejecimiento muscular en el sistema estomatognático puede estar relacionado con el agotamiento de células madres con la edad, así como la ocurrencia del remodelado vascular, que puede ser el responsable en los cambios de la función muscular. [15]

Edentulismo

Dentro de los problemas que pueden encontrarse en esa etapa de la vida se encuentra el edentulismo, este es considerado un problema de salud pública que afecta a millones de personas en todo el mundo, considerándolo como una discapacidad física que afecta funciones como comer, hablar y relacionarse con las personas. Existen muchos factores que causan este tipo de problema, sobre todo en adultos mayores. Algunos de ellos pueden ser los componentes biológicos, ambientales u otros tipos de factores que están relacionados con el paciente.[1]

La solución al edentulismo es la rehabilitación protésica, se define prótesis dental (placa dental) como aquella que tiene como objetivo la sustitución adecuada de las porciones coronarias de los dientes, la sustitución de estos y de sus partes asociadas, cuando se encuentran perdidos o ausentes, por medios artificiales capaces de restablecer la función masticatoria, estética y fonética. La instalación de una prótesis conlleva a una serie de cambios y a un proceso de adaptación. Una vez pasado este período, el paciente puede presentar algunas dificultades al usar la prótesis por diferentes causas que pueden estar relacionadas con problemas durante la masticación, desajuste de la prótesis, lesiones en la mucosa bucal entre otros.[19]

Lesiones de la mucosa bucal:

Las lesiones son alteraciones que modifican la superficie de la mucosa provocando cambios de color, textura, hinchazón y la pérdida de la integridad de la superficie. Interfieren en la realización de funciones cotidianas como la deglución, la comunicación y la masticación. Presentan síntomas como ardor, dolor e irritación, los cuales producen incomodidad a los pacientes e interfieren en su calidad de vida. [2]

Clasificación de las lesiones orales asociadas al uso de prótesis removibles:

Las lesiones orales asociadas al uso de prótesis removibles para su estudio se clasifican en agudas, crónicas y progresivas. Las agudas aparecen como resultado del uso de una prótesis nueva mal adaptada, que ejerce presión sobre los tejidos provocando dolor y la aparición de ulceraciones. Las lesiones crónicas son el resultado de la inestabilidad de las prótesis que gradualmente producen leves roces y estos son persistentes en el tiempo. [20]

Estomatitis subprotésica:

La estomatitis subprotésica es una alteración inflamatoria y crónica qué afecta la mucosa bucal que está íntimamente relacionada con las prótesis dentales. Se caracteriza por edema, congestión, hiperemia y petequias. En algunos pacientes se presentan asintomáticas, lo que provoca el desconocimiento de su existencia. [20]

Según González y colaboradores se clasifica:

- Grado I. Puntos hiperemia.

- Grado II. Eritema difuso.

- Grado III. Inflamación granular o inflamación papilar. Es la lesión más definida. [21]

Causas: Se plantea que factores mecánicos entre los que se encuentran traumáticos, por irritación del frote de las bases desadaptadas al maxilar, la mala higiene bucal así como enfermedades sistémicas. [21]

Hiperplasia marginal fibromatosa (épulis fisurado)

El épulis fisurado (EF) tumor fisurado por prótesis traumatógena o hiperplasia inflamatoria fibrosa es un crecimiento hiperplásico de la mucosa en la encía o surco vestibular, en contacto con el borde de una dentadura que le da un aspecto hendido o figurado. [21]

Su aparición es más común en pacientes con rebordes alveolares reabsorbidos debido a la profundización de la prótesis en el surco. Su presencia no solo causa dolor y molestias sino también afecta la masticación estética y estado general del paciente. [20]

Tipos de Épulis Fisurado

-Épulis Fibromatoso: Es una formación bien delimitada de superficie homogénea y de aspecto fibroso, se halla poco vascularizado, cuando es de larga evolución puede tener focos calcificados en su parte central. Pueden ser aislados o múltiples. [22]

-Épulis Granulomatoso: Surge ante la proliferación exagerada del tejido de granulación, como mecanismo de reparación tisular, la organización del tejido de granulación es abortada por la continua proliferación de las células endoteliales estimulada por un cuerpo extraño como un fragmento de diente o una espícula ósea que queda en el alveolo después de una extracción dentaria, a veces lo provocan fragmentos de amalgama que quedan traumatizando la encía, después de una obturación descuidada.[22]

El tratamiento incluye la retirada inmediata de la prótesis desajustada. Es recomendable la aplicación tópica de sustancias medicamentosas con carácter paliativo, pero la retirada quirúrgica de la lesión es impostergable ya sea por cirugía convencional o utilizando laser. El dolor posoperatorio e inflamación suelen ser mínimos. El análisis histopatológico es de gran importancia. [23]

Ulceraciones traumáticas:

Lesión que se presenta como solución de continuidad del tejido por pérdida de sustancia. Se observa la necrosis del tejido, de color blanco grisáceo, con bordes indurados o irregulares y circunscritos por un área eritematosa.[20]

Las úlceras traumáticas son frecuentes en la lengua, mucosa bucal y labio inferior, pero también pueden verse afectadas otras áreas de la región bucal según su etiología. Estas úlceras son el resultado de iatrogenias cometidas por el odontólogo a la hora de confeccionar las prótesis dentales. Estas lesiones van a variar en tamaño y gravedad, se caracterizan por tener un área central blanca o amarillenta y estar rodeadas de un halo eritematoso. Los pacientes refieren un dolor de leve a severo que dura aproximadamente de 7 a 10 días y afecta su capacidad para realizar actividades de diarias y por ende su calidad de vida se encuentra disminuida.[20]

Si la principal causa de aparición de estas lesiones es la prótesis mal adaptada el odontólogo tiene que realizar la corrección del aparato protésico proporcionando alivio en las zonas que causan el trauma, o reemplazar la prótesis dental por una nueva correctamente elaborada. Después de haber realizado la corrección de la prótesis la úlcera debe sanar en 15 días.[20]

Leucoplasia:

La queratosis bucal o leucoplasia de la mucosa bucal (LMB) es una mancha o placa blanca que no puede ser caracterizada ni clínica ni histopatológicamente con otra enfermedad.[21]

La leucoplasia puede aparecer como una lesión única, localizada y difusa, que ocupa extensas áreas de la mucosa bucal. Su aspecto clínico es muy heterogéneo; puede variar desde áreas maculares, lisas, ligeramente blanquecinas y translúcidas hasta placas netamente blancas, elevadas, gruesas, firmes, con superficie rugosa y fisurada. Generalmente son asintomáticas, pero algunos pacientes pueden presentar una ligera sensación de ardor.[24]

Dicha afección puede presentarse clínicamente de múltiples formas según el patrón clínico, la extensión de la lesión y su localización dentro de la cavidad bucal. Actualmente se consideran 2 formas clínicas: homogénea y no homogénea. La distinción entre ambas es exclusivamente clínica, basada en el color de la lesión y sus características morfológicas que se relacionan con su evolución. [25]

Las causas de las lesiones en la cavidad bucal son multifactoriales, entre ellas se encuentran los efectos combinados de factores predisponentes y causales exógenos, tales como tabaco, alcohol, deficiente higiene bucal, irritación por prótesis y otros.[25]

Eritroplasia:

Mancha intensamente roja que no puede ser definida clínica ni patológicamente como ninguna otra enfermedad definible. [26, 27, 28, 29, 30]

Desde el punto de vista clínico existen dos formas de eritroplasia oral: la homogénea y la no homogénea. La primera aparece como una lesión roja, aterciopelada, lisa, de borde bien definido, y la no homogénea muestra zonas rojas que alternan con blancas de aspecto granular o moteado, con superficies irregulares y fácil sangrado. [26, 27, 28, 29, 30]

Existen diferentes factores clinicopatológicos que pueden influir en la aparición de esta patología, como la edad avanzada y el sexo femenino; bien factores etiológicos ambientales, como el consumo de tabaco y la ingesta de alcohol, masticar tabaco o betel quid; ubicación de las lesiones y presencia de la displasia epitelial; dietas pobres en antioxidantes (vitaminas C, E y beta-carotenos); infecciones virales (virus del papiloma humano y otros); exposición ocupacional a carcinógenos y causales endógenos (factores genéticos y hereditarios).[29, 30, 31, 32, 33]

Factores de riesgo y su relación con las lesiones bucales

Existen diversos factores de riesgo que conducen a la aparición de lesiones bucales , y muchos de ellos están relacionados con la edad, mientras mayor sea la persona más probable es que use prótesis dental. Un inadecuado estilo de vida, la mala higiene bucal, el uso de la prótesis más allá de su vida útil, el escaso compromiso del paciente, las patologías predisponentes y los factores relacionados con confección y adaptación de la prótesis juegan un papel fundamental en el desarrollo y aparición de lesiones bucales.[20]

Edad

La edad biológica de un individuo es el resultado de los procesos de maduración biológica, por lo que tiene relación directa con esta. Además, se evidencia el desarrollo orgánico y fisiológico del organismo, en el que intervienen los caracteres genéticos y ambientales, los que determinan el estado de maduración del individuo.[34]

La aparición de las lesiones paraprotéticas guarda cierta relación con la edad, pues a mayor número de años de vida hay mayor posibilidad de uso de prótesis, unido a que el envejecimiento supone un aumento del riesgo de la presencia de alteraciones y afecciones de la mucosa bucal, como consecuencia de la acumulación de factores internos fisiológicos que provocan enfermedades, las cuales inducen cambios bioquímicos, funcionales y estructurales. Por ello, la posibilidad de desarrollar lesiones de la mucosa bucal se incrementa con el aumento de la edad.[6,35]

Sexo

El sexo abarca las características que están biológicamente determinadas, incluidas los rasgos cromosómicos, genéticos, anatómicos, reproductivos y fisiológicos, clasificando así a los seres vivos en macho/hombre y hembra/mujer.[36]

El sexo guarda relación con las lesiones bucales debido a que las féminas son las más afectadas por el mayor número de eventos psicológicos asociados a cambios hormonales que influyen en ellas tales como: el embarazo, la menopausia y también su mayor preocupación por la estética hace que acudan con mayor frecuencia a solicitar tratamientos rehabilitadores.[4]

Hábito de fumar

El tabaquismo es una enfermedad adictiva crónica, una de las primeras causas de morbilidad y mortalidad a nivel mundial, apareciendo en países desarrollados o en vías de desarrollo. Existe un gran número de componentes químicos contenido en los cigarrillos y radicales libres, mostrando que no hay dosis mínimas inofensivas para el fumador activo ni para el fumador pasivo, causando daño a nivel celular.[26,37]

El tabaquismo es un factor de riesgo para el desarrollo de lesiones neoplásicas malignas y premalignas en la cavidad bucal.Las células epiteliales que recubren la mucosa bucal reaccionan como mecanismos de defensa ante el estímulo del humo y la combustión, al igual que frente a las sustancias químico- tóxicas que de ellos provienen. Se manifiestan como lesiones que varían entre: leucoedemas, hiperqueratosis nicotínicas, fibrosis epiteliales, lesiones precancerosas, carcinomas in situ, hasta el desarrollo de verdaderas neoplasias malignas.[38]

Tipos de prótesis

-Prótesis Total: va a rehabilitar por medios artificiales todos los dientes naturales y sus partes asociadas perdidas. Pueden ser superiores e inferiores o ambas a la vez, siendo construidas con resinas acrílicas o metal y resinas acrílicas.[39]

-Prótesis Parcial: rehabilita uno o más dientes naturales perdidos y sus partes asociadas, o parte de la corona de unos dientes sin llegar a la totalidad. [39]

De acuerdo a la forma de retención y colocación:

La Prótesis Parcial puede ser:

-Prótesis Parcial Removible.

-Prótesis Parcial Fija.[39]

La Prótesis Parcial Removible: está construida de forma tal que puede ser retirada de su posición por el portador o por el operador sin que la misma sufra deterioro alguno ni los dientes soportes sean dañado .[39]

La Prótesis Parcial Fija: es aquella restauración que una vez confeccionada, colocada y fijada en su posición en los dientes soporte que le brindan su retención, no puede ser retirada por el portador ni por el operador sin el deterioro de la prótesis y posible daño a los dientes soporte.[39]

Clasificación de las prótesis según el material de confección:

-Prótesis acrílicas: Como su nombre indica, se fabrican en material acrílico, un tipo de plástico rígido que imita el color de la encía. Normalmente estas prótesis se utilizan en pacientes que ya han perdido un número considerable de dientes.[40]

-Prótesis metálica: Está compuesta por una base protésica y una estructura rígida fabricada con aleaciones metálicas, generalmente de cobalto-cromo (Co-Cr), que favorece los tres pilares biomecánicos de este tipo de prótesis: retención, estabilidad y soporte. Esta tiene el fin de preservar los tejidos biológicos remanentes a largo plazo

La base protésica está fabricada con resina acrílica (polimetilmetacrilato - PMMA) y se acompaña de dientes artificiales que pueden ser de acrílico o cerámica, devolviendo la estética y fonación al paciente.[40]

Tanto la estructura metálica como el material de la base protésica tienen desventajas clínicas. El metal puede presentar corrosión galvánica cuando los pacientes tienen restauraciones de amalgama o de oro, debido a la interacción de saliva con los iones metálicos liberados del material protésico. Además, la aleación metálica de CoCrMo puede causar reacciones alérgicas en la mucosa oral.[40]

La resina acrílica está en contacto directo con la mucosa bucal de los pacientes; este material, según la técnica procesada, puede presentar irregularidades en las superficies y favorecer la adherencia y proliferación de microorganismos, principalmente Candida albicans. Este patógeno es considerado el principal causal de la estomatitis protésica, definida como un proceso inflamatorio de la mucosa oral que soporta la prótesis y aparece cuando el paciente presenta una higiene bucal inadecuada tanto en la superficie de la prótesis como en la mucosa circundante .[40,41]

Tiempo de uso de las prótesis estomatológicas:

Los pacientes deben saber que las prótesis estomatológicas no son hechas para siempre, sino que cada cierto tiempo deben ser renovadas por otras, ya que se desgastan y se deterioran; y cambian las condiciones bucales. Es importante la revisión periódica, aun en el desdentado total, para el mantenimiento de la salud de los tejidos bucales.[10]

El cambio de una prótesis estomatológica se valora a los 5 años de uso aproximadamente, cuando se determina su funcionalidad y si existe alguna lesión. Los criterios básicos que se tienen en cuenta para determinar la confección de una nueva prótesis estomatológica son: [10]

-La falta de estabilidad y retención manifiestas: si existen movimientos de más de 2 mm en sentido transversal o báscula notable o si la prótesis no resiste el más mínimo desplazamiento en sentido vertical.

-Cuando una prótesis estomatológica tiene poca extensión, que compromete los principios biomecánicos básicos.

-Cuando se produce atrapamiento de comida entre las bases y la mucosa de asiento.

-Si existe defectos, tales como grietas, hoyos, fracturas o pérdida de dientes, pérdida de continuidad de la base protésica, desgaste excesivo de las superficies oclusales de los dientes.

-Aparición de lesiones relacionadas con la prótesis estomatológica en uso. [10]

Mientras mayor es el tiempo de uso de la prótesis, la probabilidad de su desajuste en la boca se hace más evidente, debido a los cambios que sufren las estructuras que le sirven de soporte, así como los que se producen en los mismos aparatos protésicos, al deteriorarse de manera gradual su utilidad, al influir en la aparición de lesiones bucales.[10]

Las prótesis mal confeccionadas o inadecuadamente conservadas, que hayan perdido inevitablemente sus cualidades debido a que la persona continúa usándolas más allá del tiempo requerido, contribuyen a la aparición de lesiones en los tejidos bucales.[35]

Frecuencia de uso de las prótesis estomatológicas:

Durante la noche la prótesis dental se debe colocar en una solución limpiadora con agua, tras el cepillado, esto contribuye a prevenir la estomatitis sub-protésica y el posible riesgo de eventos de neumonía en personas que tienen un riesgo mayor de desarrollarlas. De esta manera, los tejidos descansan unas horas de la presión a la que pueden estar sometidos debido al uso de la prótesis. Además, al quitar las prótesis dentales para dormir por la noche y dejarlas en remojo, se ayuda a prevenir deformaciones o agrietamientos de la misma.[42]

El uso continuo de las prótesis impide que la mucosa bucal reciba el descanso necesario ante los cambios hísticos que el aparato rehabilitador provoca, ocasiona además degeneración de las glándulas salivales y bloqueo mecánico de los conductos excretores, al disminuir de esta forma la secreción salival, su pH y la acción buffer de la saliva, por lo que favorece la acumulación de la placa dentobacteriana. Es por ello que muchos investigadores le confieren gran importancia al tiempo de uso diario y recomiendan un receso entre seis y ocho horas al día, con el fin de que los tejidos se oxigenen, se recuperen y pueda la lengua lograr la autolimpieza.[10]

Higiene de la prótesis estomatológica:

La literatura científica reconoce diferentes medios para higienizar las prótesis dentales como: cepillado (método mecánico), ultrasonido y agentes químicos y que la combinación de estos medios es la mejor opción para reducir el biofilm y las colonias de microorganismos en la superficie de las prótesis. El cepillado sigue siendo la práctica de higiene más común utilizada por los portadores de prótesis y que la mayoría no cumple con las recomendaciones de frecuencia de higiene, ni del tiempo y modo de uso del aparato protésico.[43]

Los portadores de prótesis deben cuidar en extremo de la higiene bucal, se recomienda un aseo mediante cepillado después de cada comida principal del día y hacer enjuagatorios de agua luego. Cuando esa rehabilitación es parcial se debe velar porque los dientes naturales que quedan, las encías, la lengua y el paladar tengan un cuidado especial por los contactos de la dentadura postiza con estos.[44]

Una higiene deficiente genera la proliferación de bacterias en la cavidad oral y en el aparato protésico en pacientes parcialmente edéntulos, puede causar caries en las piezas dentales y periodontitis degenerando los tejidos de soporte. En pacientes edéntulos totales puede crear la acumulación de biofilms en los dientes artificiales y sobre la base interna de la prótesis propiciando la aparición lesiones e infecciones en la cavidad bucal.[45]

Mal estado de las prótesis estomatológicas:

El estado físico del aparato protésico es un elemento importante en el mantenimiento de la salud bucal. El mal estado físico de las prótesis causa diversas lesiones en los rebordes y mucosa bucal, los cuales se agravan a medida que transcurre el tiempo de uso de la prótesis, y es un motivo frecuente de consulta en Odontología.[43]

Cuando existe un desajuste de la prótesis removible se pueden generar irritaciones que al principio causan sintomatología como dolor, además la irritación puede avanzar y desarrollar una patología con mayor grado de dificultad para tratar.[45]

Procedimiento y orden del examen bucal [46]

1- Labio:Se comienza la exploración del labio desde la piel hasta la mucosa, desde una a otra comisura y la altura hasta el surco vestibular, el cual se explora conjuntamente con la encía vestibular o labial hasta la zona canina.

La palpación bimanual nos evidenciará cualquier signo de alteración en las glándulas salivales accesorias, la inserción de los frenillos y la consistencia normal de la encía y el labio.

 2-Mucosa del carrillo:Se comienza por el lado derecho, desde la comisura hasta el espacio retromolar, el cual se explora minuciosamente; también el resto del surco vestibular y la encía labial.

Deben recordarse las estructuras normales como la terminación del conducto de la parótida, la línea alba, las glándulas sebáceas ectópicas, las ocasionales manchas oscuras de origen étnico y las otras estructuras habituales de la zona; la maniobra se repite en el lado izquierdo.

3-Paladar:En este caso se incluyó en un bloque de exploración el paladar duro, el paladar blando con la úvula y los pilares anteriores, así como la encía palatina. Debe recordarse la papila palatina, el rafe medio, las rugosidades palatinas, la desembocadura de los conductos de las glándulas mucosas accesorias y, ocasionalmente, el torus palatino.

4-Lengua móvil:Se exploró la cara dorsal, bordes y vértice de la lengua. Compruebe la movilidad lingual ordenando al paciente que proyecte la lengua y la mueva en todas direcciones.

Se realizó la palpación bidigital de la cara dorsal y bordes, en busca de nódulos o induraciones. Para ello puede tomar el vértice lingual con una gasa. En esta región pueden identificarse normalmente las papilas filiformes, fungiformes, valladas y foliáceas; glositis romboidal media y fisura y surcos linguales.

5-Suelo de la boca:Con el auxilio de un depresor o espejo bucal, se examinó el suelo de la boca, la cara ventral de la lengua y la encía lingual. Para la inspección de estos sitios indique al paciente que coloque el vértice de la lengua en el paladar duro.

Para la palpación bidigital del piso de la boca el dedo índice de una mano se coloca debajo del mentón y el dedo de la otra mano palpa el piso anterior de la boca de cada lado.

Las formaciones anatómicas de estos sitios incluyen: la salida de los conductos de las glándulas salivales sublinguales y submandibulares, frenillo lingual, glándulas sublinguales prominentes, torus mandibular, línea oblicua interna y apófisis genis (línea de inserción de los músculos del suelo de la boca). En la cara ventral de la lengua pueden encontrarse las glándulas salivales accesorias.

6-Raíz o base de la lengua y bucofaringe:Inspecciónese la raíz o base de la lengua y el resto de la bucobaringe, auxiliándose del espejo bucal o laríngeo previamente calentado por encima de la temperatura corporal, mientras tira con una gasa del vértice lingual hacia delante y abajo. Con el dedo índice palpe la base de la lengua y el resto de la bucofaringe con un movimiento en U. Deben identificarse aquí las siguientes estructuras: amígdalas palatinas, linguales y faríngeas, vegetaciones linfoideas de la base de la lengua y las valéculas.

DISEÑO METODOLÓGICO

Se realizó un estudio observacional, descriptivo de corte transversal en adultos mayores de 60, durante el periodo de enero 2023 a marzo 2024.

La población de estudio estuvo constituida por todos los pacientes mayores de 60 años que acudieron a la consulta de estomatología, un total de 1392.

Para la selección de la muestra se aplicó un muestreo no probalistico intencional por criterios por lo que se tuvo en consideración:

De esta forma la muestra quedo conformada por 60 adultos mayores.

Criterios de inclusión:

- Adultos mayores con prótesis dentales, totales o parciales removibles que acudan o que asisten a la consulta y muestren su consentimiento a participar en la investigación (Anexo 1).

Criterios de exclusión:

- Adultos mayores con condiciones de salud que no le permitan participar en la investigación

Métodos empleados en la investigación:

Se utilizó el método científico como vía para realizar la investigación y poder estudiar la esencia del fenómeno.

Métodos teóricos:

Analítico – sintético: Se utilizó para la interpretación de los resultados de los métodos empíricos y para la sistematización del estudio bibliográfico.

Inductivo – deductivo: Los razonamientos inductivos y deductivos posibilitó que, con los elementos, relacionados con la información sobre las lesiones presentes se arribara a generalidades y su determinación permitió llegar a particularidades en el desarrollo de la misma.

Histórico – lógico: Lo histórico permitió ser utilizado para estudiar la trayectoria real de los fenómenos y acontecimientos en el de cursar de su historia y lo lógico investigó las leyes generales del funcionamiento y desarrollo de los fenómenos investigativos.

Métodos Empíricos:

Análisis de documentos: se utilizó para la recopilación de antecedentes sobre el tema a estudiar, considerando aquellos documentos actualizados de reconocido rigor científico

Cuestionario: Con el objetivo de obtener información sobre variables sociodemográficas y relacionadas con el uso de prótesis. (Anexo 2)

Observación clínica método que se utilizó en el examen clínico de cada paciente en la consulta. Para evitar sesgos de observación la recogida de datos y exámenes clínicos fueron realizados exclusivamente por la autora bajo asesoramiento del tutor durante el tiempo que duro la investigación. La información que se obtiene se registró en formulario de datos (Anexo 3).

Procedimiento

Una vez cumplidas las normativas de rigor para dar inicio a la investigación e la medida que los pacientes acudían a consulta se le explicó los objetivos de la investigación solicitándose el consentimiento informado (Anexo 1) Posteriormente en consulta se aplicó un cuestionario breve de la autoría de la investigadora (Anexo 2) con el objetivo de obtener información sobre variables sociodemográficas y relacionadas con el uso de prótesis. Seguidamente se realizó el examen bucal a fin de identificar la presencia de lesiones bucales asociadas al uso de la prótesis dental. La información que se obtiene se llevara a un formulario de recogida de la información. (Anexo 3)

A los pacientes incluidos en la investigación se les realizó el examen físico bucal en un sillón dental con el set de clasificación que incluyó espejo bucal, pinza y explorador. Se realizó además el examen de la prótesis dental mediante la observación de la misma dentro y fuera de la cavidad bucal

El examen técnico de las prótesis estomatológicas se realizó para determinar el estado de las mismas, se tuvo en cuenta la presencia de fracturas ,desgastes y desajustes de las prótesis el cual se determinó comprobando la retención y estabilidad de las mismas al movimiento vertical, transversal y sagital. Se indagó sobre el tiempo y frecuencia de uso de los aparatos protésicos además sobre la higiene de las mismas

Operacionalización de las variables.

Variable	Clasificación	Operacionalización		
		Definición	Escala	Indicador
Grupos de edad	Cuantitativa discreta por intervalos	Según años cumplidos al momento de la investigación	60-69 años 70-79 años 80 y más años	Frecuencia
Sexo	Cualitativa nominal dicotómica	Se tendrán en cuenta caracteres sexuales primarios presentes	Masculino Femenino	Frecuencia
Lesiones de la mucosa bucal	Cualitativa nominal politómica	Según las características clínicas de las lesiones de la mucosa bucal	Leucoplasia Eritroplasia Lesiones traumáticas Épulis fisurado	Frecuencia

		que se recojan en el examen bucal	Estomatitis subprotesis	
Hábito de fumar	Cualitativa nominal politómica	Según consumo usual de cualquier producto del tabaco	Diario: cuando el paciente fuma todos los días Eventualmente: cuando el paciente fuma 2 0 3 veces a la semana No fuma: cuando el paciente no presenta el hábito de fumar	Frecuencia
Tipo de prótesis	Cualitativa nominal politómica	Según tipo de prótesis de acuerdo a sus características anatómicas	Total — Superior / Inferior Parcial — Superior / Inferior	Frecuencia
Material de confección de la protesis	Cualitativa nominal politómica	Según material empleado en la confección del aparato	-Metal -Acrílico -Acrílico con retenedores metálicos	Frecuencia
Tiempo de uso de la prótesis	Cuantitativa nominal politómica	Según el tiempo que lleve la prótesis	$\leq$ de 5 años 6 a 11 años 12 y más años	Frecuencia

		instalada		
Frecuencia de uso de la prótesis	Cualitativa nominal dicotómica	Referido al tiempo que permanece el paciente con la prótesis. Se consideró:	Continuo : cuando el paciente no se retira la prótesis en el horario nocturno Discontinuo:cuando el paciente se retira la prótesis en el horario nocturno	Frecuencia
Higiene de la prótesis	Cualitativa nominal dicotómica	Se evaluó la presencia de depósito duro y blando en la prótesis dental, se consideró:	Inadecuada:si existe depósito duro y/o blando en la prótesis maxilar y/o mandibular. Adecuada: si no existe depósitos duros ni blandos en su superficie	Frecuencia
Estado de la prótesis	Cualitativa nominal politómica	Durante el examen clínico se evaluaron las prótesis teniendo en cuenta el estado físico de las mismas se consideró	Malo: si presentaba fracturas, desgastes y/o desajustada Regular :si estaba ligeramente desajustada Buena: si no presentaba ninguna	Frecuencia

			de las condiciones anteriores	

Procesamiento de la información

La recogida de datos la realizó la autora del trabajo durante todo el período de la investigación para evitar sesgo de información.

Se empleó una base de datos diseñada para el estudio, se calcularon medidas de resumen para variables cualitativas (números absolutos y porcentaje). El procesamiento de la información se ejecutó de forma automatizada empleando una PC Dell y software específicos. Los resultados para cada variable se muestran en tablas y gráficos creados al efecto para su análisis y discusión.

Softwares empleados:

- Procesador de texto Microsoft Word 2017.

- Procesador de Hojas de Cálculo Microsoft Excel 2017.

- Programa estadístico EPIDAT versión 4.2 para Windows

Para obtener la distribución de variables según sus atributos y la obtención de frecuencias absolutas y relativas porcentuales, para aplicar las técnicas de la estadística descriptiva, utilizando el paquete estadístico SPSS, se procesará la información mediante la prueba Chi cuadrado tomando como valores significativos que:

$p < 0,01$ altamente significativos

$p < 0,05$ significativo.

$p > 0,05$ no hay significación.

Consideraciones éticas:

Los pacientes recibieron la información necesaria sobre las características del estudio a realizar. Les fue solicitado su consentimiento para lograr la disposición y cooperación de los mismos en el desempeño investigativo, respetando en todo momento la negativa de participación (Anexo 1).

RESULTADOS

Tabla 1. Distribución de pacientes según edad y sexo. Policlínico "Manacas". enero 2023 a marzo 2024.

Edad	Sexo				Total	
	Masculino		Femenino			
	n	%	n	%	n	%
60-69 años	12	20,0	23	83,3	35	58,3
70-79 años	7	11,6	10	16,7	17	28,3
80 y más años	2	3,4	6	10,0	8	13,4
Total	21	35,0	39	65,0	60	100

Fuente: Formulario de recolección de datos $X^2= 0.613$ $p = 0.434$,

La tabla 1 muestra la distribución de los pacientes objetos de estudio según grupos de edad y sexo. Se observó predominio del sexo femenino con 39 pacientes que representan 65,0% del total. El grupo de edad de 60 a 69 años fue el más representado con 35 pacientes para 58,3% y los de 70 a 79 años con 17 pacientes para 28,3% respectivamente.Al aplicar la prueba estadística chi cuadrado no se demuestra significación ya que p>0,05

Tabla 2. Distribución de pacientes según grupos de edad y presencia lesiones bucales

Lesiones bucales	Grupos de edad						Total	
	60-69 años		70-79 años		80 y más años			
	n	%	n	%	n	%	n	%
Leucoplasia	0	0,0	1	1,7	2	3,3	3	5,0
Eritroplasia	2	3,3	1	1,7	0	0,0	3	5,0
Lesiones traumáticas	3	5,0	1	1,7	0	0,0	4	6,7
Épulis fisurado	8	13,4	2	3,3	0	0,0	10	16,7
Estomatitis subprotésis	22	36,7	12	20,0	6	10,0	40	66,7
Total	35	58,3	17	28,3	8	13,4	60	100

Fuente: Examen clínico y formulario de recolección de datos. X^2= 4.440   p = 0.107

De acuerdo a los datos expresados en la tabla 2 las lesiones bucales más frecuentes en pacientes portadores de prótesis removible fueron la estomatitis subprotésica con 40 pacientes para 66,7%; el épulis fisurado con 10 pacientes para 16,7% y las lesiones traumáticas con 4 pacientes para 6,7%. En cuanto al grupo de edad se observó el grupo de 60 a 69 años estuvo más afectado por estomatitis subprotésica con 22 pacientes para 36,7%. Al aplicar la prueba estadística chi cuadrado no se demuestra significación ya que p>0,05

Tabla 3. Distribución de pacientes según lesiones bucales y hábito de fumar

Lesiones bucales	Hábito de fumar						Total	
	Diario		Eventual		No fuma			
	n	%	n	%	n	%	n	%
Leucoplasia	3	5,0	0	0,0	0	0,0	3	5,0
Eritroplasia	1	1,7	0	0,0	2	3,3	3	5,0
Lesiones traumáticas	1	1,7	0	0,0	3	5,0	4	6,7
Épulis fisurado	2	3,3	4	6,7	4	6,7	10	16,7
Estomatitis subprotésis	14	23,3	11	18,3	15	25,0	40	66,7
Total	21	35,0	15	25,0	24	40,0	60	100

Fuente: Examen clínico y planilla de recolección de datos X^2=25.724   p = 0.502

En la tabla 3 se describió el hábito de fumar y la presencia de lesiones bucales. Un total de 21 pacientes con lesiones bucales estudiados fuman diariamente (35,0%),de forma eventual realizan este hábito 15 pacientes (25,0%), lo que guarda relación con la aparición de las lesiones. Todos los pacientes que fuman diariamente tienen alguna lesión bucal, predominando la estomatitis subprotésis con 14 pacientes lo que representa un 23.3% , 3 pacientes con leucoplasia para un 5,0%, 2 pacientes con épulis fisurado (3,3%), 1 paciente con eritroplacia (1,7%) y 1 con lesiones traumáticas que representan el 1,7 % de la muestra. Al aplicar la prueba estadística chi cuadrado no se demuestra significación ya que p>0,05

Tabla 4. Distribución de pacientes según lesiones bucales y tipo de prótesis dental removibles

Lesiones bucales	Tipo de prótesis dental removible								Total	
	Prótesis total				Prótesis parcial					
	Superior		Inferior		Superior		Inferior			
	n	%	n	%	n	%	n	%	n	%
Leucoplasia	1	1,7	2	3,3	0	0,0	0	0,0	3	5,0
Eritroplasia	1	1,7	0	0	1	1,7	1	1,7	3	5,0
Lesiones traumáticas	1	1,7	1	1,7	2	3,3	0	0,0	4	6,7
Épulis fisurado	3	5,0	2	3,3	2	3,3	3	5,0	10	16,7
Estomatitis subprotésis	21	35,0	2	3,3	13	21,7	4	6,7	40	66,7
Total	27	45,0	7	11,6	18	30,0	8	13,6	60	100

Fuente: Examen clínico y formulario de recolección de datos. X^2= 4.440   p = 0.107

En la tabla 4 predominaron las prótesis totales superiores en 27 pacientes para un 45,0% seguido de las prótesis parciales superiores en 18 pacientes para un 30,0%, en ambas hay predominio de la lesión estomatitis subprotesis con 35,0% y 21,7% respectivamente. Al aplicar la prueba estadística chi cuadrado no se demuestra significación ya que p>0,05

Tabla 5. Distribución de pacientes según lesiones bucales y material de confección de la prótesis dental removible

Lesiones bucales	Material de confección							
	Acrilico		Acrílico con retenedores metálicos		Metal		Total	
	n	%	N	%	N	%	n	%
Leucoplasia	3	5,0	0	0,0	0	0,0	3	5,0
Eritroplasia	3	5,0	0	0,0	0	0,0	3	5,0
Lesiones traumáticas	2	3,3	2	3,3	0	0,0	4	6,7
Épulis fisurado	9	15,0	1	1,7	0	0,0	10	16,7
Estomatitis subprotésis	31	51,7	7	11,7	2	3,3	40	66,7
Total	48	80,0	10	16,7	2	3,3	60	100

Fuente: Examen clínico y Formulario de recolección de datos. X^2= 24.841   p: 0.119

Teniendo en cuenta el material empleado para la confección de la prótesis dental removible recogido en la tabla 5 se observó un predominio del material acrílico en 48 aparatos para un 80,0%, en este material predominaron las lesiones de tipo estomatitis subprotésica con 31 pacientes para un 51.7 % y la lesión de épulis fisurado con 9 pacientes para el 15,0 % de la muestra estudiada. En el caso del material de acrílico con retenedores metálicos se encuentran 10 pacientes lo que representa el 16,7% y sitese que también coincide la estomatitis subprótesis cómo la lesión más frecuente con 7 pacientes para un 11,7%.Al aplicar la prueba estadística chi cuadrado no se demuestra significación ya que p>0,05

Tabla 6. Distribución de pacientes según lesiones bucales y tiempo de uso de la prótesis dental removible

Lesiones bucales	Tiempo de uso de la prótesis dental removible						Total	
	5 y menos años		6 a 11 años		12 y más años			
	n	%	n	%	N	%	n	%
Leucoplasia	0	0,0	2	2,3	1	1,7	3	5,0
Eritroplasia	0	0,0	0	0,0	3	5,0	3	5,0
Lesiones traumáticas	4	6,7	0	0,0	0	0,0	4	6,7
Épulis fisurado	0	0,0	10	16,7	0	0,0	10	16,7
Estomatitis subprotésis	2	3,3	26	43,3	12	20,0	40	66,7
Total	6	10,0	38	63,3	16	26,7	60	100

Fuente: Examen clínico. $X^2=25.52$ p: 0.526

En la tabla 6 se muestran los resultados de la distribución de pacientes según lesiones bucales y el tiempo de uso de la prótesis dental removible. Según el tiempo de uso de las prótesis, primaron las que llevaban entre 6 a 11 años con 38 pacientes para 63,3% seguido de 12 y más años con 16 pacientes para un 26,7% y por último de 5 y menos años con 6 pacientes para un 10,0%. En el rango de 6 a 11 años predominaron las lesiones de tipo estomatitis subprotésica con 26 pacientes para el 43.3% y el épulis fisurado con 10 pacientes para el 16.7%.Sin embargo en el rango de 5 y menos años hay un predominio de las lesiones traumáticas en 4 pacientes para un 6,7%. Al aplicar la prueba estadística chi cuadrado no se demuestra significación ya que p>0,05

Tabla 7. Distribución de pacientes según lesiones bucales y frecuencia de uso de la prótesis dental removible

Lesiones bucales	Frecuencia de uso de la prótesis				Total	
	Discontinuo		Continuo			
	n	%	n	%	n	%
Leucoplasia	1	1,7	2	3,3	3	5,0
Eritroplasia	0	0,0	3	5,0	3	5,0
Lesiones traumáticas	1	1,7	3	5,0	4	6,7
Épulis fisurado	4	6,7	6	10,0	10	16,7
Estomatitis subprotésis	9	15,0	31	51,7	40	66,7
Total	15	25,0	45	75,0	60	100

Fuente: Examen clínico y planilla de recolección de datos. $X^2=21.54$ p: 0.336

Al analizar la frecuencia de uso de la prótesis según se muestra en la tabla 7 se encontró que el 75.0% (45 pacientes) tenían un uso continuo de las mismas, mientras solo el 25.0% se la retiraba en algún momento. Al aplicar la prueba estadística chi cuadrado no se demuestra significación ya que p>0,05

Tabla 8. Distribución de pacientes según lesiones bucales e higiene de la prótesis dental removible

Lesiones bucales	Higiene de la prótesis				Total	
	Adecuada		Inadecuada			
	n	%	n	%	n	%
Leucoplasia	2	3,3	1	1,7	3	5,0
Eritroplasia	1	1,7	2	3,3	3	5,0
Lesiones traumáticas	2	3,3	2	3,3	4	6,7
Épulis fisurado	4	6,7	6	10,0	10	16,7
Estomatitis subprotésis	11	18,3	29	48,3	40	66,7
Total	20	33,3	40	66,7	60	100

Fuente: Examen clínico y planilla de recolección de datos. X^2=21.76   p: 0.344   .

Al valorar la higiene de las prótesis en la tabla 8 se encontró que en el 66,7%, representado por un total de 40 pacientes presentaban una higiene inadecuada. Al aplicar la prueba estadística chi cuadrado no se demuestra significación ya que p>0,05

Tabla 9. Distribución de pacientes según lesiones bucales y estado de la prótesis dental removible

Lesiones bucales	Estado de la prótesis dental removible						Total	
	Buena		Regular		Mala			
	n	%	n	%	n	%	n	%
Leucoplasia	1	1,7	1	1,7	1	1,7	3	5,0
Eritroplasia	2	3,3	1	1,7			3	5,0
Lesiones traumáticas	1	1,7	2	3,3	1	1,7	4	6,7
Épulis fisurado	3	5,0	5	8,3	2	3,3	10	16,7
Estomatitis subprotésis	9	15,0	5	8,3	27	45,0	40	66,7
Total	16	26,7	14	23,3	31	51,7	60	100

Fuente: Examen clínico y planilla de recolección de datos. X^2=20.83   p: 0.331

En relación al estado de la prótesis se constató en la tabla 9 que era malo en 31 pacientes para un 51.7% y regular en 14 para un 23.3%, de ellos 27 pacientes que representan el 45.0% presentaban estomatitis subprótesis. Al aplicar la prueba estadística chi cuadrado no se demuestra significación ya que p>0,05

Tabla10. Relación entre los factores de riesgo y las lesiones de la mucosa bucal teniendo en cuenta los valores de la prueba estadística chi cuadrado alcanzados.

Factores de riesgo	Lesiones bucales	
	X^2	P
Hábito de fumar	25,724	0,502
Tipo de prótesis	4,440	0,107
Material de confección de la prótesis	24,841	0,119
Tiempo de uso de la prótesis	25,52	0,526
Frecuencia de uso de la prótesis	21.54	0.336
Higiene de la prótesis	21.76	0.344
Estado de la prótesis	20.83	0.331

Al relacionar los factores de riesgo estudiados y las lesiones de la mucosa bucal en la tabla 10 teniendo en cuenta los valores de P observamos que el factor de riesgo más significativo fue el tipo de prótesis, seguido por el material de confección de la prótesis, el estado de la prótesis y la frecuencia de uso de la prótesis ya que los valores de P se acercan más a 0.00

DISCUSIÓN

El creciente aumento de la esperanza de vida, ha convertido el envejecimiento de la sociedad en una cuestión de máximo interés debido a un incremento de las enfermedades relacionadas a dicho proceso. Por tanto es preciso tener en cuenta las características individuales y necesidades de salud bucal del adulto mayor para promover acciones con el fin de alcanzar una mejor calidad en la atención y satisfacción de esta población.[47]

En estudios realizados por Yero Mier y colaboradores[48] en Sancti Spíritus, se obtuvo como resultado que el sexo femenino fue el más afectado con un 66%. Además refiere que predominó el grupo de edades entre 60 a 69 años lo que coincide con los resultados del presente trabajo.

Semejante a nuestra investigación Rodríguez Baquero[49] y Martínez Gonzáles[50] también determinaron que el sexo femenino fue el más representativo   con un 87 % y 50% respectivamente. Sin embargo, Rodríguez Pimienta[51] determinó que existe mayor cantidad de hombres afectados por lesiones de la mucosa oral con un 59,6%.

Estos resultados se pueden asociar a qué las féminas son afectadas por mayor número de eventos psicológicos y cambios hormonales que influyen en ellas tales como el embarazo y la menopausia; también presentan mayor preocupación por la estética lo que propicia que acudan con mayor frecuencia a solicitar tratamientos rehabilitadores.

Con respecto a la edad, Piña Odio[35] encontró que los pacientes de 60 años y más fueron los más afectados, lo que guarda relación con nuestros resultados al igual que otros investigadores [52,53] que hallaron el rango de 60 a 69 años como el más predominante. Difiere de los resultados obtenidos en nuestra investigación el estudio de Ramírez Barrios[5] quien plantea que el rango de edad con mayor cantidad de adultos mayores con lesiones en la mucosa bucal fue el de 80 a 85 años con un 38,8 %.

La autora considera que las lesiones en la mucosa bucal provocadas por prótesis guardan cierta relación con la edad, pues a mayor número de años de vida, mayor posibilidad de necesitar rehabilitación protésica. Además los cambios fisiológicos que trae consigo el envejecimiento deterioran el organismo y sus estructuras lo que supone un incremento en el riesgo de presentar alteraciones y afecciones de la mucosa bucal.

En la presente investigación se constató que las lesiones más frecuentes en la población estudiada fueron en primer lugar la estomatotis subprótesis seguida del épulis fisurado y la úlcera traumática. En cuanto al grupo de edad se observó el grupo de 60 a 69 años que estuvo más afectado por estomatitis subprotésica.

Similar a nuestro resultado, García Rodríguez[54] observó que la estomatitis subprótesis se presentó en más de la mitad de los examinados con un 52,8%.También Gonzáles Beriau[1] evidenció que la lesión más frecuente fue la estomatitis subprótesis con 90.2 % dónde fue más evidente en el rango de edad de 65 a 69 años con un 45, 7 %.Seguida a esta lesión estuvo el épulis fisurado con un 7,8 % coincidiendo con el presente estudio. Además Cruz Sixto y colaboradores[52] obtuvieron un gran porciento de adultos mayores con estomatitis subprótesis para un 83,2 % seguido de úlcera traumática con un 8,7 %.

Difiere de los resultados encontrados en la presente investigación los aportados por Salazar Gamez[55] quién encontró que la mayor prevalencia de las lesiones en la mucosa por prótesis dentales fue la queilitis angular con 52.5 %, siguiéndole la afección de candidiasis oral con el 11,9 %.

La investigadora considera que, a pesar de encontrar diferencias en trabajos revisados, en la mayoría de ellos la lesión más frecuente fue la estomatitis subprótesis, lo que valida los hallazgos científicos del estudio, al demostrar una vez más que la estomatitis subprótesis es la enfermedad más prevalente en la mucosa bucal relacionada al uso de la prótesis dental.

 Al analizar nuestra muestra encontramos que el 60 % de los   pacientes con lesiones bucales fuman diario u ocasionalmente por lo que el hábito de fumar guarda cierta relación con la aparición de las lesiones bucales.

Semejante a nuestros resultados Rodríguez Pimienta y colaboradores[51] afirman que el hábito de fumar fue uno de los factores de riesgo predominante con el 40,4 % .Espasandín González y colaboradores[13] plantearon que las lesiones bucales fueron más numerosas entre los fumadores con un 53,75 % cifras que difieren con gran significación estadística del resto de los hábitos nocivos que estudiaron , presentándose con bajos porcentajes. Estos aportes muestran similitud   con los encontrados en nuestra investigación. No sé encontraron reportes que difieran de nuestra investigación.

La autora considera que el hábito de fumar es uno de los hábitos más difíciles de controlar por parte del profesional de la salud debido a la dependencia que ejerce sobre el paciente. Aspectos como la ansiedad, influencia del medio social donde se desarrolla el individuo, costantemente atentan contra la erradicación de este hábito tan perjudicial.

Como profesionales de la salud debemos insistir en cada consulta en la importancia de la eliminación del mismo, explicar a los pacientes todas las alteraciones que ocasiona en los tejidos bucales y la predisposición que produce ante la aparición de otras enfermedades bucales y sistémicas. También podemos brindar ayuda profesional a los pacientes que acudan a nuestros servicios preocupados por su adicción y remitirlos a otros especialistas como psicólogos que permitan la eliminación del hábito.

Un estudio del 2020 en Pinar del río [52]afirma que hubo predominio de pacientes con prótesis totales que presentaban lesiones bucales También Ramírez Barrios[5] plantea que la mayor afectación fue provocada por prótesis totales para un 57,2 %, resultados que concuerdan con nuestro estudio.

En una investigación realizada por Eugen[53] se obtuvo como resultado que el tipo de prótesis más común usado por los sujetos incluidos, fue la prótesis parcial maxilar con un (35,55%) lo que muestra diferencia con nuestra investigación donde el tipo de prótesis más frecuente fue la prótesis total.

Desde el punto de vista de la autora las prótesis totales, fundamentalmente las superiores, tienen mayor número de puntos de contacto con la mucosa bucal que las prótesis parciales. Esto se debe a que las prótesis totales tienen mayor superficie de asiento tanto en el maxilar cómo en la mandíbula, por esa causa hay más probabilidad de causar lesiones que aumenta en presencia de otros factores de riesgo como uso continuo ,mala higiene y mal estado físico de la misma.

Según resultados publicados en Colombia por Rodríguez Baquero[49], las lesiones bucales se presentaron en mayor medida en prótesis acrílicas con un 71,4%.Ramírez Barrios[5] planteó que el mayor porcentaje de afectación corresponde a las bases acrílicas en prótesis totales y parciales removibles. Estos resultados muestran coincidencia con los obtenidos en nuestra investigación donde las prótesis confeccionadas con acrílico fueron las más relevantes.No sé encontraron resultados que difieran del nuestro.

Según la opinión de la autora a pesar de los avances que existen en el campo de la rehabilitación protésica con materiales flexibles y más estéticos para la confección de las prótesis dentales ,en Cuba no se tiene acceso a los mismos por lo cual se siguen empleando los acrílicos y en menor medida los metales. Después de un tiempo de uso estos materiales sufren modificaciones que pueden dañar los tejidos de soporte y propiciar la aparición de lesiones bucales por lo tanto se hace necesario instruir al paciente en relación a un adecuado uso y cuidado del aparato rehabilitador y a su cambio oportuno para evitar la aparición de este tipo de patologías.

Según el tiempo de uso de las prótesis primaron los aparatos con un tiempo entre 6 a 11 años de uso.

Resultados semejantes fueron mostrados por otros autores como Salazar Gamez[55] con un tiempo de uso de 6 a11 años en el 50% de los pacientes .González Beriau[1]con un rango de 5 a 9 años de uso el cual se encuentra dentro de los límites obtenidos en nuestra investigación. Además García Rodríguez[54]también obtuvo un resultado similar con un tiempo de uso de más de 5 años con un 40,1 %.

Otros investigadores [49,53] mostraron resultados que difieren de los nuestros con un tiempo de uso del aparato protésico menor que el observado en nuestro estudio.

A partir de los resultados obtenidos la autora considera que a pesar de encontrar resultados que difieren de la presente investigación ,mientras más años de uso posea una prótesis estomatológica, más probabilidades tendrá de estar deteriorada con desgastes ,fracturas ,reparaciones y desajustes, lo que incrementa el riesgo de provocar lesiones en la mucosa bucal.

En el contexto investigativo la mayoría de los pacientes con lesiones bucales usaban la prótesis de manera incorrecta, al hacer un uso continuo de las mismas.

Un estudio realizado en Mayabeque[13] en el año 2021 arrojó como resultado que el 48,75 % de los pacientes con lesiones bucales usaban la prótesis de forma continua y Macías Yen Chong[43] plantea que la mayoría de los pacientes (78 %) usaban la prótesis dental durante todo el día (24 horas) y, cerca de la mitad, tiene signos clínicos de estomatitis subprotésica (46 %).Resultados que coinciden con los nuestros.

También García Rodríguez[54] observó que el tiempo de uso de más de 5 años y uso continuo de las prótesis fueron los factores de riesgo más relevantes en su investigación lo que fue similar en nuestro estudio.

Por los resultados obtenidos en las anteriores investigaciones la autora considera que es muy importante orientar a los pacientes acerca de las ventajas de permitir el descanso de la mucosa cubierta por la prótesis durante el horario del sueño, con el fin de posibilitar que los tejidos se oxigenen y se recuperen, además de brindarle a la lengua y los labios la oportunidad de realizar su acción de auto limpieza.

En relación a la higiene de las prótesis se encontró que la mayoría de los pacientes con lesiones bucales no tenían una adecuada higiene.

Semejante a nuestro estudio Cruz Sixto[52] muestra que el 69,3 % de los pacientes presentaron higiene regular o mala de la prótesis. Espasandín González[13] al analizar los hábitos protésicos inadecuados y nocivos a la mucosa dentro de la población objeto de estudio observó un mayor número de pacientes con diagnóstico de lesiones bucales entre aquellos pacientes que usan las prótesis de forma continua y que poseen una higiene bucal y de la prótesis deficiente para un 48,75 % y un 41,25 % respectivamente similar a los resultados de nuestro estudio.

Yero Mier[48] observó en su investigación que el 65 % de las prótesis presentaban acumulación de placa bacteriana y restos de alimento lo que se traduce en una mala higiene del aparato protésico coincidiendo con nuestros resultados. No se encontraron resultados que difieran de los nuestros.

La autora considera que la higiene bucal y de la prótesis es uno de los factores que pudiera determinar la salud bucal, ya que la acumulación de materia alba y placa dentobacteriana, más la presencia de microorganismos oportunistas sobreañadidos a un sistema inmunológico disminuido en el adulto mayor es determinante en el desarrollo de patologías en la cavidad bucal. Además, esta alta frecuencia de lesiones en la mucosa bucal relacionadas con la poca frecuencia de higienización pudiera estar en relación con la insuficiente actividad de educación para la salud, en las cuales se debe enseñar al paciente la forma correcta de higienizar las prótesis y dientes remanentes (si los tiene), por lo que la promoción y prevención siguen siendo las armas fundamentales para evitar enfermedades.

En cuanto al estado de la prótesis en un elevado número de pacientes estaba en un mal estado. Las investigaciones de Martínez Gonzáles[50] mostraron que en un 35% de los pacientes prevalecía mal estado de las prótesis por causa de desajustes y exceso de movilidad de las mismas. Rodríguez Pimienta[51] y González Frías[56] mostraron resultados similares dónde un gran número de pacientes presentaban prótesis desajustada con un 38,2 % y 66 % respectivamente

Ningún estudio mostró diferencias con los resultados obtenidos por lo que ratifica este factor de riesgo como uno de los más relacionados con la aparición de lesiones bucales

A criterio de la autora de la presente investigación el uso continuo de las prótesis en mal estado de conservación ocasiona mayor riesgo de padecer algún tipo de lesión, lo cual coincide con lo descrito por otros autores, quienes señalan que cuando estas se encuentran desajustadas y en mal estado constituye un factor de riesgo para el desarrollo de lesiones bucales. Es por ello, que se debe recomendar el control y ajuste anual, así como la retirada nocturna de estas, lo cual ayudará a disminuir dichas lesiones. Al relacionar los factores de riesgo y las lesiones de la mucosa bucal analizando los valores de P observamos que el factor de riesgo más frecuentes fue el tipo de prótesis seguido del material de confección de la prótesis, resultados semejantes con los obtenidos por Piña Odio[35] dónde las prótesis totales mucosoportadas fue el factor de riesgo más significativo. Arias Fernández[57] obtuvo que el hábito de fumar fue el más significativo lo que difiere de nuestro trabajo.

CONCLUSIONES.

-Las lesiones de la mucosa bucal asociadas al uso de prótesis removibles fueron más frecuentes en el sexo femenino en el grupo de edad de 60 a 69 años.

-La patología con mayor incidencia fue la estomatitis subprótesis seguida del épulis fisurado y la úlcera traumática.

-Los principales factores de riesgo fueron el hábito de fumar, las prótesis totales superiores, el material de confección acrílico, un tiempo de uso de 6 a 11 años, frecuencia de uso continuo, higiene inadecuada y un mal estado del aparato.

-Las relaciones más significativas fueron con el tipo de prótesis, material de confección de la prótesis y el estado de las mismas ya que mostraron valores de P más cercanos a 0.00

REFERENCIAS BIBLIOGRÀFICAS

1-González-Beriau Y, Marrero-Santana L. Lesiones de la mucosa asociadas al uso de prótesis estomatológica en pacientes adultos mayores. Medisur [revista en Internet]. 2022 [citado 2022 Sep 30]; 20(5):[aprox. -864 p.].Disponible en: http://www.medisur.sld.cu/index.php/medisur/article/view/5480

2- Marín W, Veiga L, Reyes Y, Mesa D. Lesiones bucales en adultos mayores y factores de riesgo.Policlínico "Dr. Tomás Romay", La Habana, Cuba. Rev Haban Cienc Méd [revista en Internet]. 2017[cited 3 Sep 2022] ; 16 (5): [aprox. 13p].Available from: http://www.revhabanera.sld.cu/index.php/rhab/article/view/2070/1897.

3- El Envejecimiento de la Población. Cuba y sus territorios-2022. informed 13 julio 2023 [citado 2024 feb 12] Disponible en: https://www.infomed.scu.sld.cu/el-envejecimiento-de-la-poblacion-cuba-y-sus-territorios-2022/

4-Vázquez de León Ana Gloria, Palenque Guillemí Ana Isabel, Morales Montes de Oca Teresita de Jesús, Bermúdez Morales Daily Caridad, Barrio Pedraza Teresita de Jesús. Lesiones de la mucosa bucal asociadas al uso de prótesis estomatológica. Medisur [Internet]. 2019 Abr. Disponible en: http://scielo.sld.cu/scielo.php?script=sci_arttext&pid=S1727-897X2019000200201&lng=es

5-Ramírez Barrios A, González Méndez FR. Afecciones bucales y factores de riesgo en adultos mayores portadores de prótesis dental. Rev Ciencias Médicas [Internet]. 2022 [citado: fecha de acceso]; 26(4): e5412. Disponible en: http://revcmpinar.sld.cu/index.php/publicaciones/article/view/5412

6-Morales Pérez YJ, Meras Jáuregui TM, Batista Aldereguia MY. Lesiones paraprotéticas de tejidos blandos en pacientes portadores de prótesis total. Medicentro Electrónica [Internet]. 2019 Mar [citado 06/01/2022]; 23(1): 19-25. Disponible en: http://scielo.sld.cu/scielo.php?script=sci_arttext&pid=S1029-30432019000100004&lng=es

7- Sixto Iglesias MS, Arencibia García E, Labrador Falero DM. Medición del nivel de satisfacción de los servicios clínicos de prótesis estomatológica. Rev. Ciencias Médicas [Internet]. 2018 Abr [citado 06/01/2022]; 22(2): 85-93. Disponible en: http://scielo.sld.cu/scielo.php?script=sci_arttext&pid=S1561-31942018000200011&lng=es

8-Torres Lagares D, Gutiérrez Corrales A, Gutiérrez Pérez JL, Serrera Figallo MA. Clínica, etiopatogenía y manejo clínico del dolor en la osteonecrosis de los maxilares. Facultad de Odontología - Universidad de Sevilla. Communications to Congresses/Medicine and Health Sciences. 2019 [citado 06/01/2022]; [aprox. 16 p.]. Disponible en: https://www.scientificmedicaldata.com/article.php?o7hkX7RRVmXFKovo06eRK5HcW/8cyAu+tUYZmzyMfs4

9-Huamani Cantoral JE, Huamani Echaccaya JL, Alvarado Menacho S. Rehabilitación oral en paciente con alteración de la dimensión vertical oclusal aplicando un enfoque multidisciplinario. Rev Estomatol Herediana [Internet]. 2018 [citado 06/01/2022]; 28(1): 44-55. Disponible en: http://www.scielo.org.pe/pdf/reh/v28n1/a06v28n1.pdf

10- Lazo Nodarse R, Sariol Pérez D, Hernández Reyes B, Puig Capote E, Rodríguez Rodríguez M, Sanford Ricard M. La prótesis estomatológica como factor de riesgo de lesiones premalignas y malignas en la cavidad bucal. AMC [Internet]. 2019 Ago [citado 06/01/2022]; 23(4): 487-99. Disponible en: http://scielo.sld.cu/pdf/amc/v23n4/1025-0255-amc-23-04-487.pdf

11-González Feria R k.Caracterización de las lesiones bucales en portadores de prótesis removibles. Policlínico docente universitario Julio Antonio Mella. Holguín. 2022.[Tesis] aprox 57 Disponible en: https://tesis.hlg.sld.cu/index.php?P=DownloadFile&Id=2759

12- Pinzón. L, Gaviari, N, Florián. K, Gutiérrez. A. Manifestaciones Orales En Pacientes De La Tercera edad con uso de prótesis dentales [tesis de titulación]. Bogotá: Universidad Antonio Nariño; 2022. 15p. Disponible en:

http://repositorio.uan.edu.co/bitstream/123456789/7919/1/2023.TG.Pinz%C3%B3nPast
or%2CLeydiJhoana.pdf

13- Espasandín González S, González Díaz Y, Reyes Suárez VO, González Casañas
BY. Agresiones protésicas a la mucosa bucal en pacientes geriátricos rehabilitados con
prótesis estomatológicas removibles. AD [Internet]. 5 de octubre de 2021 [citado 12 de
marzo de 2024];4(4):79-6. Disponible en:
https://cienciadigital.org/revistacienciadigital2/index.php/AnatomiaDigital/article/view/1
900

14-Vázquez González Juan Alejandro, Ramos González Rosa María, Rodríguez Suárez
Sabrina, Fernández Campo Ramona. Conocimientos sobre Salud bucal del adulto
mayor. Consultorio 10. Policlínico "Dr. Tomas Romay. Rev.Med.Electrón. [Internet].
2020 Oct [citado 2024 Mar 14]; 42(5): 2248-2261. Disponible en:
http://scielo.sld.cu/scielo.php?script=sci_arttext&pid=S1684-
18242020000502248&lng=es

15-Torrecilla-Venegas R, Castro-Gutiérrez I. Efectos del envejecimiento en la cavidad
bucal .16 de Abril [Internet]. 2020 [fecha de citación]; 59 (278): e819. Disponible en:
http://www.rev16deabril.sld.cu/index.php/16_4/article/view/819

16-Álvarez Muguercia Reyna Zara, González Grasso Aylen, Mustelier Mojena Silvina.
Atención de salud al paciente anciano, desde la perspectiva de la relación discapacidad -
envejecimiento. Rev Hum Med [Internet]. 2023 Abr [citado 2024 Mar 12] ; 23(1):
e2425. Disponible en: http://scielo.sld.cu/scielo.php?script=sci_arttext&pid=S1727-
81202023000100016&lng=es.

17-Tapia Diaz LO, García Delgado F. Manejo odontológico del paciente adulto mayor.
Lima Perú: Universidad Inca Garcilaso de la Vega; 2021[citado 23 sep
2022].Disponible
en:http://repositorio.uigv.edu.pe/bitstream/handle/20.500.11818/5574/TRACADEMICO
_TAPIA%20DIAZ.pdf?sequence=1&isAllowed=y

18-Castellanos J., Diaz L., Lee E. Medicina en odontologia. 3ª. Ed. Mexico: El manual moderno; 2015.

19-Tonato-Hidalgo Jeanine Dailyn, Loor-Tobar Nayla Shenoa, Gavilanez-Villamarín Silvia Marisol, Armijos-Moreta Jaime Fernando. Influencia del uso de prótesis dental en la calidad de vida de los adultos mayores. Rev. inf. cient. [Internet]. 2022 Dic [citado 2024 Mar 22]; 101(6): e4054. Disponible en: http://scielo.sld.cu/scielo.php?script=sci_arttext&pid=S1028-99332022000600005&lng=es.

20-Fernández Hernández CP. Lesiones orales asociadas al uso de prótesis removible en adultos mayores.Tesis [Internet]. 2023[citado el 29 de Octubre de 2023].Disponible en: http://repositorio.ug.edu.ec/handle/redug/66607

21-Santana Garay JC, Atlas de anatomía del complejo bucal. 2da Edición Editorial de Ciencias Médica, La Habana 2010 p 251-252, 288-293

22- Jaramillo Jiménez TN. Planificación y tratamiento quirúrgico de las cirugías preprotésicas del territorio maxilofacia. Tesis [Internet]. 2013 [citado el 30 de Octubre de 2023]. Disponible en: http://repositorio.ug.edu.ec/handle/redug/3639

23-Quesada-Iraizoz L, Denis-Navarro Y, de-Quesada-Suárez L. Épulis fisurado de evolución inusualmente prolongada. Archivos del Hospital Universitario "General Calixto García" [Internet]. 2019 [citado 29 Oct 2023]; 7 (1) :[aprox. 4 p.]. Disponible en: https://revcalixto.sld.cu/index.php/ahcg/article/view/304

24- González González G, Ardanza Zuleta P, Santos Solana L, Denis Alfonso A, Carriera Piloto V, JourbertMartir R. et al Rehabilitación protésica estomatológica [Internet]. Editorial ciencias médicas la habana; 2008. p 268-271 .Disponible en: https://catalogo.hlg.sld.cu/index.php?P=FullRecord&ID=9597

25-Castelnaux MM, Montoya SI, Serguera BY, et al. Caracterización clínica y epidemiológica de pacientes con leucoplasia bucal. MediSan. 2020;24(01):4-15.disponible en https://www.medigraphic.com/cgi-bin/new/resumen.cgi?IDARTICULO=96037

26-Estrada Pereira Gladys Aída, Agüero Despaigne Liliet Antonia. Manifestaciones clínicas e histopatológicas de la eritroplasia bucal en pacientes fumadores de tabaco. Medisur [Internet]. 2023 Ago [citado 2024 Mar 18] ; 21(4): 842-850. Disponible en: http://scielo.sld.cu/scielo.php?script=sci_arttext&pid=S1727-897X2023000400842&lng=es

27-Eccles K, Carey B, Cook R, Escudier M, Diniz M, Limeres J, et al. Trastornos bucales potencialmente malignos: recomendaciones sobre el abordaje en atención primaria. J Oral Med Oral Surg[Internet]. 2022[citado 10/4/2023];(38):[aprox. 20p]. Disponible en: https://opmdcare.com/wp-content/uploads/trastornos-orales-potencialmente-malignos-recomendaciones-sobre-el-abordaje-en-la-atencioen-primaria.pdf

28-Warnakulasuriya S, Kujan O, Aguirre JM, Bagan JV, González MÁ, Kerr AR, et al. Oral potentially malignant disorders: A consensus report from an international seminar on nomenclature and classification, convened by the WHO Collaborating Centre for Oral Cancer. Oral Dis. 2021;27(8):1862-80.

29- Lorenzo AI, Lafuente I, Pérez M, Pérez A, Chamorro CM, Blanco A, et al. Critical update, systematic review, and meta-analysis of oral erythroplakia as an oral potentially malignant disorder. J Oral Pathol Med. 2022;51(7):585-93.

30-Kumari P, Debta P, Dixit A. Oral Potentially Malignant Disorders: Etiology, Pathogenesis, and Transformation Into Oral Cancer. Front Pharmacol. 2022;13:825266

31-Iparraguirre MF, Fajardo X, Carneiro E, Couto PH. Desordenes orales potencialmente malignos. Lo que el odontólogo debe conocer. Rev Estomatol Herediana[Internet]. 2020[citado 10/4/2023];30(3):[aprox. 11p]. Disponible en: http://www.scielo.org.pe/scielo.php?script=sci_arttext&pid=S1019-43552020000300216

32-Tovío EG, Carmona MC, Díaz AJ, Harris J, Lanfranchi HE. Expresiones clínicas de los desórdenes potencialmente malignos en cavidad oral. Revisión integrativa de la literatura. Univ Odontol[Internet]. 2018[citado 10/4/2023];37(78):[aprox. 32p].

Disponible en: https://revistas.javeriana.edu.co/files-articulos/UO/UO%2037-78%20(2018-I)/231260072005/231260072005_visor_jats.pdf

33- Páramo JT, Rivera DI. Displasias epiteliales, un reto diagnóstico para el patólogo bucal. Rev Odont Mex[Internet]. 2021[citado 10/4/2023];25(3):[aprox. 2p]. Disponible en: https://www.medigraphic.com/pdfs/odon/uo-2021/uo213a.pdf

34-Gil Suárez Ángel Lázaro, Zaldívar Pérez Bergelino. Estudio de la edad biológica en atletas del sexo masculino de la categoría escolar. Rev Podium [Internet]. 2021 Ago [citado 2024 Mar 21] ; 16(2): 490-508. Disponible en: http://scielo.sld.cu/scielo.php?script=sci_arttext&pid=S1996-24522021000200490&lng=es

35-Piña Odio Ibis, Matos Frómeta Katiusca, Barrera Garcell Mayra, Gonzalez Longoria Ramírez Yissel Maurín, Arencibia Flandes María del Pilar. Risk factors related to the paraprosthetic lesions in patients with removable prosthesis. MEDISAN [Internet]. 2021 Feb [citado 2024 Mar 19] ; 25(1): 41-50. Disponible en: http://scielo.sld.cu/scielo.php?script=sci_arttext&pid=S1029-30192021000100041&lng=es.

36-Abad-Colil Felipe, Ramírez-Vélez Robinson, Fernandes-Da Silva Sandro, Ramirez-Campillo Rodrigo. Importancia del sexo/género y su distinción en la investigación biomédica. Hacia promoc. Salud [Internet]. 2019 July [cited 2024 Mar 21] ; 24(2): 11-13. Available from: http://www.scielo.org.co/scielo.php?script=sci_arttext&pid=S0121-75772019000200011&lng=en. https://doi.org/10.17151/hpsal.2019.24.2.2.

37-Renda L, Cruz Y, Parejo D, Cuenca K. Nivel de conocimientos sobre el tabaquismo y su relación con la cavidad bucal. Rev Cub Med Mil[Internet]. 2020[citado 10/4/2023];49(1):[aprox. 14p]. Disponible en: https://revmedmilitar.sld.cu/index.php/mil/article/view/280/443

38-Guerrero Brito Marisleydi, Pérez Cabrera Duniesky, Hernández Abreu Noelí Marta. Lesiones bucales premalignas en pacientes con hábito de fumar. Medicentro Electrónica

[Internet]. 2020 Mar [citado 2024 Mar 23] ; 24(1): 159-164. Disponible en: http://scielo.sld.cu/scielo.php?script=sci_arttext&pid=S1029-30432020000100159&lng=es.

39-González Hernández Giselle María, Ramos Padrón Adria, Licea Rodríguez Yamilín.Diferentes prótesis y sus usos estomatológicos.2021 [citado 2024 enero 11] aprox 19p Disponible en https://aulavirtual.sld.cu/mod/resource/view.php?id=91948

40-Castillo-Pedraza Midian Clara, Inagati Cristiane Mayumi, Wilches-Visbal Jorge Homero. Uso de prótesis parcial removible con resina acrílica termoplástica: una revisión de literatura. Salud, Barranquilla [Internet]. 2023 Apr [cited 2024 Mar 21] ; 39(1): 265-283. Available from: http://www.scielo.org.co/scielo.php?script=sci_arttext&pid=S0120-55522023000100265&lng=en. Epub Nov 18, 2023. https://doi.org/10.14482/sun.39.01.222.315.

41-Mohammed G, Fouda S. Current perspectives and the future of Candida albicans-associated denture stomatitis treatment. Dent Med Probl. 2020;57(1):95-102. Disponible en: http://www.dmp.umed.wroc.pl/pdf/2020/57/1/95.pdf.

42-Guía para el cuidado de las prótesis dentales,12 de noviembre de 2021,Gaceta dental ,[aprox 6p] Disponible en: https://gacetadental.com/2021/11/guia-para-el-cuidado-de-las-protesis-dentales-28333/

43-Macías-Yen Chong Yohana Geomar, Díaz-Pérez Carlos Alberto, Martínez-Rodríguez Milagros. Higiene de las prótesis removibles en pacientes atendidos en la Universidad San Gregorio de Portoviejo, Ecuador 2019. Rev. inf. cient. [Internet]. 2020 Jun [citado 2024 Mar 21]; 99(3): 217-224. Disponible en: http://scielo.sld.cu/scielo.php?script=sci_arttext&pid=S1028-99332020000300217&lng=es.

44-Ramos Lorenzo Mavel, Hernández Miranda Leinad, Castellanos Curbelo Alienne. Cuidado y conservación de prótesis acrílicas en pacientes geriátricos de la Clínica Estomatológica Puentes Grandes. Rev Eug Esp   [Internet]. 2019 Dic [citado 2024 Mar

22]; 13(2): 53-61. Disponible en:

http://scielo.senescyt.gob.ec/scielo.php?script=sci_arttext&pid=S2661-

67422019000200053&lng=es. https://doi.org/10.37135/ee.004.7.06

45-Guzmán-Gallardo H, Ubilla-Mazzini W, Suarez-Palacios JC. Epulis Fisurado: sus

afectaciones en el tratamiento de paciente edéntulo total superior: Cleft Epulis: its

effects on the treatment of the upper total edentulous patient. EOUG [Internet]. 4 de

julio de 2023 [citado 18 de marzo de 2024];6(2):44-50. Disponible en:

https://revistas.ug.edu.ec/index.php/eoug/article/view/2177

46-Morgado LY, Reyes RDE, Oliva VME, et al. Metodología del examen del complejo

bucal para estudiantes de Estomatología. 16 de abril. 2015[citado 2024 feb 13];54

(258):74-82.Disponible en : https://www.medigraphic.com/cgi-

bin/new/resumen.cgi?IDARTICULO=61579

47- Nápoles González Isidro de Jesús, Nápoles Salas Ana María. Necesidad social de

atención estomatológica al adulto mayor con dismovilidad. Rev Hum Med [Internet].

2021 Abr [citado 2024 Mar 24] ; 21(1): 209-223. Disponible en:

http://scielo.sld.cu/scielo.php?script=sci_arttext&pid=S1727-

81202021000100209&lng=es

48-Yero-Mier IM, Pérez-García LM, Fernández-Serrano JM. Lesiones paraprotésicas en

pacientes geriátricos portadores de prótesis removibles. Rev Inf Cient [Internet]. 2021

[citado día mes año]; 100(4):e3462. Disponible en:

http://www.revinfcientifica.sld.cu/index.php/ric/article/view/3462

49-Rodríguez Baquero IL, Forero Escobar D, Díaz Y, Mendoza L. Prevalencia de

lesiones orales asociadas a prótesis removibles dentales en Villavicencio. Universidad

Cooperativa de Colombia [Internet].2020 [citado 2024 Mar 20] [aprox 11]disponible en:

https://repository.ucc.edu.co/bitstreams/97dd7324-1757-42fa-9370-

83f5d516135d/download

50-Martínez González RI. Percepción de odontólogos de la ciudad de Concepción sobre

lesiones en la mucosa oral vinculado a la prótesis parcial removible en el 2019:

Perception of dentists in the city of Concepción on lesions in the oral mucosa linked to removable partial dentures in 2019. OSS FOUNC [Internet]. 1 de julio de 2021 [citado 24 de marzo de 2024];2(1):40-6. Disponible en: https://revistas.unc.edu.py/index.php/founc/article/view/21

51-Rodríguez-Pimienta EM, Yero-Mier IM, Pérez-Garcia LM, de Castro-Yero JL, Marín-Montero. I, García-Luis Y. Estomatitis Subprotética en pacientes portadores de prótesis removibles en escuela militar Camilo Cienfuegos. Sancti Spíritus. Rev Ciencias Médicas [Internet]. 2022 [citado: 2024 Mar 20]; 26(1): e5055. Disponible en: http://revcmpinar.sld.cu/index.php/publicaciones/article/view/5055

52-Cruz-Sixto D, Palacios-Sixto A, Perdomo-Acosta A, González-Camejo D, Arencibia-García E. Factores causales en la aparición de lesiones bucales en adultos mayores. Universidad Médica Pinareña [revista en Internet]. 2020 [citado 17 Mar 2024]; 16 (2) Disponible en: https://revgaleno.sld.cu/index.php/ump/article/view/422

53-Eugen R, Scrieciu M, Mercut V, Popescu S, Andrei O, Pitru A, et al. Oral mucosa associated with wearing remoble acrylic denture. Rev. Cur Health Sci Jornual[Internet]. 2020[citado 2024 Mar 20];46(4):344-351.Disponible en https://www.ncbi.nlm.nih.gov/pmc/articles/PMC7948026/

54-García Rodríguez B, Rodríguez Cuellar Y, GonzálezCardona Y. Estomatitis subprotésis en desdentados totales y parciales. Rev. Latinoamericana de Hipertensión[Internet].2022[citado 2024 mar 19];17(4):289-293.Disponible en: http://saber.ucv.ve/ojs/index.php/rev_lh/article/view/25640

55-Salazar Gamez JE.Presencia de lesiones bucales en adultos mayores portadores de prótesis dental que acuden al hospital maría auxiliadora, Lima 2023[Tesis] aprox 98.Disponible en: https://hdl.handle.net/20.500.12692/133144

56-González Feria R k.Caracterización de las lesiones bucales en portadores de prótesis removibles. Policlínico docente universitario Julio Antonio Mella. Holguín. 2022.[Tesis] aprox 57 Disponible en: https://tesis.hlg.sld.cu/index.php?P=DownloadFile&Id=2759

57- Arias Fernández C, Ramírez Santiago A C, Meza García .Prevalencia y Factores de Riesgo de las Lesiones de la Mucosa Oral en la Población de Oaxaca de Juárez .Revista Espacio Universitario. 15 (39), 45, 2020[citado2024mar 19]. Disponible en: https://scholar.google.es/scholar?as_ylo=2020&q=relaci%C3%B3n+entre+factores+de+riesgo+y+lesiones+de+la+mucosa+oral+&hl=es&as_sdt=0,5#d=gs_qabs&t=171614537 4735&u=%23p%3DOC7GQJMEKV0J

ANEXOS

ANEXO 2. CUESTIONARIO A LOS PACIENTES ADULTOS MAYORES

Objetivo: Conocer la información que poseen los pacientes de la muestra relacionado con las afecciones bucales asociadas al uso de prótesis dental y la higiene bucal.

Cuestionario de preguntas:

1. ¿Cuántas veces al día limpia o cepilla su prótesis?

   Una vez___   2 veces___   3 veces____   4 veces___

2. ¿Qué tiempo hace que usa prótesis dental?   --

   ----- Hasta 5 ------- 6-10 años ------11-15 años ------16- 20 -----más de 20

3. ¿Se retira la prótesis para dormir?

   Sí___   No___ .

4. ¿Usted siente que la prótesis se le cae o desplaza al comer o hablar?   Sí___

   No___

5. ¿Fuma usted?

   No____Siempre____Eventualmente____

ANEXO 3. FORMULARIO DE RECOLECCIÓN DE DATOS

Objetivo: Registrar información relacionada con las características de las lesiones bucales.

1. **Datos generales:**

Edad: De 60-69 años___   De 70-79 años___   De 80 años y más___

Sexo: F____   M____

2. **Clasificación de la lesión:**

   ✓ Estomatitis subprótesis

   Presente___   No presente___

   ✓ Úlceras traumáticas

   Presente___   No presente___

   ✓ Epulis fisurado

   Presente___   No presente___

   ✓ Leucoplasia

   Presente___   No presente___

   Presente___ No presente___

   ✓ Eritroplasia

   Presente___   No presente___

   Presente___ No presente___

3. **Hábito de fumar** Diario___Eventualmente____No fuma____

4. **Tipo de prótesis**

Total____

Superior___

Inferior___

Parcial____

Superior___

Inferior___

5. **Tipo de material de la prótesis:**

Acrílico___   Metal___   Mixta___

6. **Tiempo de uso de la prótesis.**

Hasta 5 años___   De 6 a 10 años___

De 11 a 20 años___   Más de 20 años___

7. **Frecuencia de uso de la prótesis.**

Correcto_____. Incorrecto_______.

8. **Higiene de la prótesis.**

Sí____ No______

9. **Estado de la prótesis.**

Bien___ Regular___ Mal___

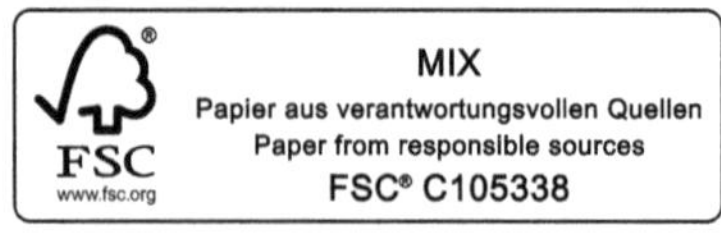

Printed by Books on Demand GmbH, Norderstedt / Germany